DU

TRAITEMENT EXTERNE

DES

AFFECTIONS ECZÉMATEUSES

PAR

LES EAUX DE SAINT-CHRISTAU

ENVISAGÉES COMME TYPE

DE LA MÉDICATION HYDROMINÉRALE CUIVREUSE

PAR

Le Dr BÉNARD

(Extrait des *Annales de la Société d'Hydrologie.*)

PARIS

MASSON & Cie, ÉDITEURS

LIBRAIRES DE L'ACADÉMIE DE MÉDECINE

120, boulevard Saint-Germain (6e)

1907

DU TRAITEMENT EXTERNE DES AFFECTIONS ECZÉMATEUSES PAR LES EAUX DE SAINT-CHRISTAU

ENVISAGÉES COMME TYPE
DE LA MÉDICATION HYDROMINÉRALE CUIVREUSE

PAR

Le Dr BÉNARD

(Extrait des *Annales de la Société d'Hydrologie.*)

PARIS
MASSON & Cie, ÉDITEURS
LIBRAIRES DE L'ACADÉMIE DE MÉDECINE
120, boulevard Saint-Germain (6e)

1907

DU
TRAITEMENT EXTERNE
DES
AFFECTIONS ECZÉMATEUSES
PAR
LES EAUX DE SAINT-CHRISTAU

Le traitement des affections si variées et si complexes, que l'on englobe généralement sous la dénomination commune d'eczéma, présente une aussi grande diversité dans sa nature et dans ses modes d'application, que les formes si multiples que revêtent ces dermatoses et que les nombreux facteurs étiologiques qui concourent à leur développement.

Bien souvent sous la dépendance de quelque trouble des grandes fonctions, de la nutrition, de la goutte, d'auto-intoxications diverses, du diabète, d'affections viscérales, etc..., c'est avec raison qu'elles sont soumises à des médications particulièrement appropriées à ces étiologies spéciales. A ce point de vue la cure hydro-minérale interne doit jouer un rôle des plus importants à côté de la diététique alimentaire et de l'hygiène générale ou spéciale. Un nombre considérable de sources appartenant aux groupes les plus disparates peuvent donc être mises à contribution dans ce but à titre d'*indication particularisée.*

Mais si le traitement interne, théoriquement plus satisfaisant que le traitement externe, est susceptible de donner d'excellents résultats lorsque la cause de la maladie est unique et facilement accessible, il faut reconnaître aussi qu'il est insuffisant lorsque l'étiologie de la dermatose est complexe et ne peut être rattachée nettement et exclusivement à une altération bien déterminée des fonctions de nutrition et d'élimination ou à une affection viscérale caractérisée. Ces cas sont de beaucoup les plus nombreux. Si l'on envisage, par exemple, toute la série séborrhéique, dont les manifestations se diversifient chez des sujets si dissemblables, on sera souvent bien embarrassé de savoir si la dominante étiologique doit être attribuée à quelque affection viscérale et aux auto-intoxications qui en résultent, à un trouble des fonctions émonctoriales, à la déchéance d'un système organique, à une perversion de l'innervation centrale ou périphérique ou enfin, dans une mesure plus ou moins étendue, à quelque forme du parasitisme. Dans les cas de ce genre, le traitement hydrominéral externe rend des services inappréciables, car, par cela même qu'il ne peut revendiquer une spécificité aussi déterminée il est susceptible d'étendre son action à des manifestations complexes dans leur forme et multiples dans leur nature.

S'adressant à la lésion elle-même, le traitement hydrominéral externe ne doit pas être nécessairement considéré pour cela comme une médication purement symptomatique, impuissante à atteindre les causes qui l'entretiennent. Sans doute il ne peut les atteindre toutes, mais dans un grand nombre de cas il peut exercer sur plusieurs d'entre elles une action sérieuse et durable, ainsi que l'atteste la permanence des guérisons ou améliorations obtenues et la rareté des répercussions sur d'autres organes. Il est en effet aisé de concevoir que le traitement hydrominéral externe, pour n'avoir qu'une action indirecte sur les grandes fonctions viscérales peut cependant n'être pas sans effet sur leur équilibre et leur activité, ne fût-ce que par l'influence que le système nerveux, ce régulateur primordial de toutes les fonctions organiques, peut exercer sur elles par le fait des impressions ou des modifications que subit par son contact avec l'eau minérale l'immense réseau de ses ramifications papillaires.

A plus forte raison, l'application du traitement hydrominéral externe est-elle bien autrement justifiée lorsque c'est le système nerveux lui-même qui est en cause, soit qu'il s'agisse de troubles du système nerveux central, cas si fréquent chez les eczémateux, soit que l'on ait affaire à des altérations fonctionnelles systématiques ou régionales auxquelles le système nerveux ne peut être étranger : troubles de circulation, de sécrétion, de nutrition. Il doit donc occuper une place des plus importantes dans le traitement des affections eczémateuses en général, et doit être le traitement de choix dans celles dont la dominante étiologique ne peut être précisé avec une rigueur absolue.

Malgré les analogies qui résultent forcément d'une certaine similitude de l'élément balnéothérapique qui en fait partie, le traitement hydrominéral externe présente nécessairement aussi des caractères particuliers à chacun des groupes d'eaux minérales que l'on envisage et à chacune des stations qui les composent.

Dans cette question si délicate et si complexe, la détermination des indications plus particulièrement spéciales à chacune d'elles doit être l'objet d'une étude approfondie. — C'est à cette étude que nous chercherons à apporter une modeste contribution en exposant le résultat de nos propres observations auprès de sources minérales, que leur minéralisation très spéciale a fait considérer, ainsi que l'avait fait Bazin, comme le type d'une classe à part, différent très notablement des sulfurées sodiques et calciques, des arsenicales, des alcalines, des sulfatées calciques et des indéterminées, qui sont particulièrement mises en usage dans le traitement des dermatoses eczémateuses.

Si les eaux sulfatées cuivreuses de Saint-Christau sont devenues, depuis un certain nombre d'années, l'objet d'une spécialisation bien déterminée dans le traitement de la leucoplasie et de certaines affections chroniques de la muqueuse bucco-linguale, elles n'ont pas perdu pour cela les qualités thérapeutiques qui, de temps immémorial, leur avait assigné une place à part dans le traitement des affections cutanées et plus particulièrement de celles que l'on a coutume d'englober sous la dénomination trop générale d'eczéma. Mon savant prédécesseur et ami le Dr Tillot comptait parmi les sujets atteints de ces affections le plus grand nombre de ses malades, et si le nom de Bazin a été donné à l'une des sources de la station, c'est que l'illustre dermatologiste français adressait avec avantage à Saint-Christau un grand nombre de malades atteints de dermatoses dont l'eczéma fournissait le plus fort contingent. Depuis cette époque, le développement des nouveaux procédés balnéothérapiques n'a fait qu'accroître les ressources de la cure thermale tout en améliorant ses résultats, et si, en dehors de la clientèle régionale toujours fidèle aux anciennes traditions de la station, l'oubli a pu se faire quelque peu au sujet du traitement des affections eczémateuses à Saint-Christau, il ne faut pas en chercher la cause dans l'insuffisance des résultats obtenus, mais dans une série d'événements malheureux dont la coïncidence fâcheuse porta, il y a quelque trente ans, un coup funeste à la station (1). Pen-

(1) Nous faisons surtout allusion ici à la mort du comte de Barraute, propriétaire de la station, suivie peu de temps après du départ du Dr Tillot, événements qui entraînèrent pour quelques années la désorganisation complète de la station.

dant les années qui suivirent, le discrédit où étaient tenues les eaux faiblement minéralisées, à cette époque, était peu fait pour favoriser les efforts qui furent tentés pour ramener vers Saint-Christau sa clientèle d'eczémateux, qu'attirait irrésistiblement la vogue croissante de sources à minéralisation plus riche et partant plus suggestive.

Aujourd'hui, où les progrès récents de la chimie contemporaine ont démontré que l'activité des corps dissous dans une eau minérale n'était nullement en rapport avec la quantité de ces éléments, le moment nous paraît venu de revendiquer pour notre station la part qui lui appartient, et de faire appel de la condamnation hâtive, dont le scepticisme thérapeutique de la fin du siècle dernier tendait à frapper Saint-Christau, pour cette seule raison théorique que l'élément, prépondérant en apparence, le cuivre, ne se chiffrait dans les analyses que par dixièmes de milligrammes.

Il n'est plus nécessaire aujourd'hui de s'appesantir sur l'inanité de ce reproche. Mais ce qu'il nous appartient de faire remarquer pour l'honneur de cette station, c'est que, c'est à propos de l'analyse d'une des sources de Saint-Christau, que la théorie des ions, qui révolutionne actuellement la chimie hydrologique, a été inaugurée en France par notre savant collègue Frankel. Une des conclusions de son beau travail qui eut une portée si considérable, était que l'*ionisation* de la source en question était complète et que par conséquent cette eau se trouvait dans les meilleures conditions apparentes d'activité thérapeutique.

Dans une communication orale récente M. Frankel nous a fait remarquer en outre que les eaux de Saint-Christau, contenant une proportion notable de matière organique, le métal devait s'y trouver dissous à l'état colloïdal.

Nous n'insisterons pas sur ce sujet qui n'est pas de notre compétence. Nous rappellerons seulement que le cuivre est un topique précieux en dermatologie aussi bien qu'en oculistique et dans le traitement de bien des muqueuses. D'autre part il est bien établi que son action thérapeutique peut se manifester à des doses excessivement faibles, soit comme modificateur des tissus malades, soit comme destructeur de certains micro-organismes microphytiques ou autres. Il ne nous semble pas sans intérêt à ce propos de rappeler les expériences du Pr Bokorny (1) qui, opérant avec des *dilutions au millionième et au dix millionième* de sulfate de cuivre a reconnu que ces solutions étaient toxiques pour certains organismes définis, alors que d'autres, il est vrai, jouissaient d'une complète immunité.

Cet observateur éminent a donné l'explication de cette toxicité à si faible dose en mettant en évidence par des expériences des plus probantes la merveilleuse propriété que possède le cuivre de se fixer d'une façon élective et de s'accumuler sur certains éléments cellulaires, formant avec leur protoplasma et leur substance nucléaire une combinaison chimique qui les tue en aboutissant probablement à une précipitation de leur albumine. Aussi, pour le même auteur, le seul fait d'avoir été contenu quelque temps dans un vase de cuivre suffirait à rendre une eau impropre à un grand nombre de cultures bactériologiques. Cette toxicité du cuivre à dose infinitésimale pour certains organismes végétaux avait d'ailleurs été reconnue depuis plusieurs années par d'autres observateurs, entre autres par Nœgeli et par M. Devaux, professeur à la Faculté des Sciences de Bordeaux (Acad. des ciences, 18 mars 1901).

---

(1) *Chemiker Zeitung*, 28 juin 1905, n° 51.

Sans vouloir assigner au cuivre, au point de vue clinique qui nous occupe, un rôle dont nous ne pouvons mesurer l'importance relativement aux autres éléments connus ou ignorés de l'eau minérale, qui reste toujours pour nous un médicament synthétique, il est intéressant de remarquer que l'action topique de cette eau sur les tissus malades est bien en rapport avec ce que nous devons attendre de la médication cuprique : action astringente excitante et résolutive sur les processus inflammatoires chroniques, les ulcérations variqueuses, fongueuses ou papillomateuses, les engorgements vasculaires inflammatoires. Peut-être faudrait-il attribuer encore au cuivre une part dans l'action détersive qu'exerce assez rapidement l'eau de Saint-Christau sur les surfaces eczémateuses infectées. Mais, dans cette action détersive, qui paraît exercer une influence des plus salutaires dans le traitement de certains eczémas, interviennent sans doute d'autres éléments dont nous ne saurions préciser la nature bien que leurs effets soient très manifestes. L'eau de Saint-Christau, celle des Arceaux en particulier est onctueuse, douce au toucher, comme savonneuse, et exerce sur la couche cornée de l'épiderme, surtout lorsque sa température normale est élevée, une action dissolvante et décapante qui amincit rapidement le revêtement épidermique en même temps qu'elle modifie et régularise plus ou moins les sécrétions graisseuses de la peau. Ce *dégraissage* de la peau est si marqué qu'il est souvent nécessaire de faire une légère onction avec un corps gras pour remédier à la trop grande sécheresse de l'épiderme après une application médiocrement prolongée. Tels sont les phénomènes, en quelque sorte palpables, que permet de constater l'observation clinique. Quant aux phénomènes d'ordre plus intime qui peuvent s'accomplir dans le tissu malpighien ou dans le réseau papillaire du derme, nous n'avons pas la prétention de connaître ou d'interpréter leur nature. Tout au plus nous sera-t-il permis de rappeler, à titre d'hypothèse, que le cuivre est un des métaux qui exercent une influence des plus accentuées sur les éléments périphériques des nerfs de la peau. On connaît à ce sujet les expériences de Burcq et leurs résultats thérapeutiques entrés depuis dans le domaine de la pratique.

Si la composition chimique et physique de l'eau de Saint-Christau est éminemment propre au traitement de de l'eczéma et des affections qui s'y rattachent, ainsi que l'attestent les résultats obtenus par la simple balnéation, les différents modes d'application de cette eau peuvent revendiquer aussi une certaine part dans son action thérapeutique en permettant d'adapter la médication de la façon la plus convenable à l'infinie variété des modalités cliniques et des circonstances que présente le traitement de ces maladies.

La BALNÉATION sous forme de bains généraux et locaux, à des températures moyennes, mais plutôt peu élevées, généralement peu prolongée, mais parfois souvent répétée, est sans contredit le mode d'application le plus usité.

Les ENVELOPPEMENTS dans les compresses imbibées d'eau minérale, souvent renouvelées et le plus souvent recouvertes d'un tissu imperméable constituent dans un très grand nombre de cas un excellent moyen de traitement.

Les LOTIONS souvent répétées sont applicables à presque tous les cas avec quelques variantes dans leur mode d'utilisation.

Les DOUCHES TIÈDES, en arrosoir, appliquées sans force, *loco dolenti*, et suivant la méthode de Jacquet le long de la colonne vertébrale chez les sujets affectés de prurit violent, sont utilisées avec avantage à Saint-Christau depuis un temps considérable. Leur durée varie en général de 5 à 10 minutes.

Les PULVÉRISATIONS sont également d'une utilité d'autant plus grande que la variété des appareils et des procédés employés dans cette station permet d'étendre leur application à des états très variés et à des localisations très spéciales. Tantôt d'une extrême finesse, elles enveloppent la région malade d'une simple atmosphère pulvérulente sans percussion véritable, tantôt elles constituent une douche pulvérisée dont la force de projection, le plus souvent médiocre, peut être mesurée à l'aide de mécanismes spéciaux avec une rigueur absolue. Pour certains cas torpides le volume de la gerbe pulvérisée, formée par un faisceau de jets concentrés sur un tamis métallique, devient beaucoup plus considérable en même temps que sa force de projection est accrue. C'est ce que nous appelons douche tamisée.

Ces pulvérisations, tantôt fixes tantôt administrées sous forme de douches mobiles, sont données à des températures variées, le plus souvent à peine tièdes, rarement tout à fait froides, quelquefois aussi très chaudes.

Des appareils spéciaux sont particulièrement appropriés au traitement de certaines localisations. Nous en parlerons à propos des indications spéciales à chaque région.

Parmi les autres ressources de la cure thermale de Saint-Christau dans le traitement des affections eczémateuses il est légitime d'attribuer une part importante, au moins dans certains cas, au traitement hydrominéral interne. Mais nous l'avons détaché de notre sujet en raison de la difficulté que nous aurions eue à préciser les effets d'un traitement qui, en raison de sa moindre importance, n'est jamais administré isolément, et qui d'autre part devrait être l'objet d'études chimico-biologiques toutes spéciales.

Enfin il convient aussi de tenir grand compte d'un

climat remarquablement sédatif qui, dans des affections presque toujours liées à un état d'éréthisme plus ou moins marqué du système nerveux est un élément de traitement des moins négligeables.

Si l'on peut dire que les affections qui on été rattachées à l'eczéma peuvent *presque toutes* bénéficier dans une certaine mesure de l'action des eaux cuivreuses de Saint-Christau, il est bien évident qu'elles ne subissent pas toutes, avec un résultat identique, l'influence de cette médication. Nous voudrions donc pouvoir spécifier méthodiquement les formes ou variétés cliniques qui ressortissent plus particulièrement à la cure de Saint-Christau. Mais, de l'extrême complexité qui existe entre les formes objectives des lésions et leurs relations étiologiques résulte une insurmontable difficulté à préciser les types morbides de l'eczéma, ainsi que l'a si excellemment démontré le Dr Brocq dans son beau travail sur la *question des eczémas* (1). Nous devrons nous contenter d'exposer séparément, d'une part les formes objectives qui sont le plus susceptibles d'être traitées avantageusement, d'autre part les circonstances étiologiques qui paraissent les plus favorables, enfin les conditions topographiques qui sont plus particulièrement applicables au traitement.

Nous devrons même, pour les besoins de notre cause ne pas nous borner à l'étude de l'eczéma dans son acception la plus restreinte, et comprendre dans notre examen le groupe nombreux des affections *para-eczématiques* si souvent *pré-eczématiques* qui s'y rattachent étroitement dans la pratique, et qui, pour le plus grand nombre des praticiens, sont encore englobées sous la même dénomi-

---

(1) *Annales de dermatologie*, janvier, février, mars 1900.

nation. Ce sont, en effet, sur ces dernières et sur les complications qu'elles entraînent que l'on observe à Saint-Christau les résultats les plus rapides et les plus brillants.

Indications suivant la forme objective.

Eczémas vrais vésiculeux.

Leurs formes objectives peuvent être ramenées, d'après le Dr Brocq, à quatre groupes principaux : 1° *La variété vulgaire amorphe* à petites ou moyennes vésicules, indépendante de toute association séborrhéique, ne présente par elle-même aucune indication ni contre-indication spéciale au traitement. Il est pourtant à éviter de l'y soumettre pendant sa période d'augment. La forme *impétigineuse vraie* est en général assez favorable à l'action de l'eau minérale. Les bains courts, à température peu élevée, les lotions fréquentes, parfois les compresses d'eau minérale sont les modes de traitement les plus applicables à cette première variété. Ses formes sèches réclament parfois des interventions plus actives.

2° L'*eczéma erysipélatoïde,* dans lequel on peut faire rentrer l'*eczéma rubrum* présente des caractères d'acuité qui contre-indiquent nécessairement le traitement thermal, mais à la condition de ne pas confondre cette forme avec les poussées inflammatoires de certains eczémas séborrhéiques, ceux des sillons rétro-auriculaires par exemple, qui ne constituent pas une contre-indication formelle du traitement.

3° L'*eczéma papulo-vésiculeux disséminé* ou en placards généralement restreints est moins favorable à l'action du traitement thermal que la forme vulgaire amorphe. Elles est d'ailleurs assez rebelle à tous les genres de médication.

4° L'*eczéma nummulaire* à contours nettement délimités qui, d'après la remarque du Dr Brocq, n'est pas le plus souvent une forme pure, mais une séborrhéide compliquée d'eczématisation secondaire, subit parfois assez heureusement, malgré son caractère réfractaire l'influence de la cure thermale. Ici les douches pulvérisées et les douches locales simples constituent une médication bien appropriée à ce genre de lésions.

Eczéma séborrhéique.

Rattaché à l'eczéma par certains auteurs, distrait de son cadre par d'autres, il constitue l'une des formes les plus communes des affections dites eczémateuses. Cette forme, soit pure, soit compliquée d'eczéma vrai, ainsi que cela se voit si souvent est une de celles que modifie le plus heureusement le traitement thermal.

Au point de vue thérapeutique spécial qui nous occupe, on peut dire que ce n'est pas seulement telle ou telle *forme figurée ou non* d'eczéma séborrhéique qui ressortit à la médication de Saint-Christau, mais le *syndrome séborrhéique* caractérisé par l'exagération et la modification des sécrétions grasses de la peau. Que ces affections séborrhéiques soient à forme fluide ou concrète, qu'elles aboutissent à des formations croûteuses ou squameuses, qu'elles soient torpides ou qu'elles revêtent un certain caractère inflammatoire, qu'elles soient compliquées ou non d'infections diverses, elles sont d'une manière générale plus ou moins justiciables du traitement thermal dont le mode d'application seul variera suivant les différents cas. Quelques rares complications seules feront peut-être exception ; encore les contre-indications ne seront-elles pas absolues. Ici toutes les ressources du traitement peuvent être mises en œuvre. Les douches locales et les pulvérisations, variées dans leur forme et dans leurs modes d'application, compléteront avec avantage les autres méthodes de balnéation.

A côté de l'eczéma séborrhéique caractérisé par une

hypersécrétion grasse de la peau, se place le groupe si discuté des *séborrhéides ou parakératoses psoriasiformes et pityriasiformes* qui se distinguent de l'eczéma vrai par tant de caractères objectifs et s'y rattachent d'autre part par l'extrême facilité avec laquelle elles se combinent avec lui. Le traitement de Saint-Christau s'applique avec avantage à ces deux formes, mais plus particulièrement à la première. La forme pityriasique donne des résultats moins satisfaisants lorsqu'elle est caractérisée par l'état de sécheresse ou d'astéatose de la peau.

Complications des eczémas.

Les épaississements avec plissement désignés sous le nom de *lichénification*, sont très avantageusement traités par les différents modes de balnéation locale. La douche tamisée nous a donné dans des cas rebelles d'excellents résultats.

L'*œdème simple* et même pachydermique est parfois assez rapidement amélioré par la simple balnéation pour que l'on ait pu se demander si le résultat obtenu ne serait pas dû en partie à une action spéciale de l'eau minérale sur le système vasculaire du membre malade, action que nous porterait à faire admettre par analogie la rapidité avec laquelle se modifient certaines lésions bien évidemment en rapport avec les altérations vasculaires et les troubles circulatoires de la région qu'elles occupent.

C'est ainsi par exemple que l'*ulcère variqueux* qui complique si souvent les eczémas des jambes est une des affections que l'on soigne le plus communément et avec le plus de succès à Saint-Christau.

Les *fissures* qui compliquent l'eczéma séborrhéique des oreilles, des plis articulaires et autres, et les affections kératodermiques palmaires et plantaires se rattachant plus ou moins légitimement aux eczémas, sont heureusement modifiées par les simples applications balnéaires et les compresses.

Dans les *états papillomateux,* qui compliquent parfois l'eczéma, les résultats sont particulièrement remarquables. Les excellents effets obtenus dans des cas de ce genre par les bains et les pulvérisations à Saint-Christau sont exposés dans une thèse du Dr Arnaude (Montpellier 1878).

Les *infections banales,* nous l'avons déjà dit sont en général rapidement améliorées par les différents modes de balnéation largement appliqués. Quant aux infections microbiennes déterminées, telles que la *furonculose* et l'anthrax, il est à remarquer que les différents modes de balnéation utilisés dans ces cas ne nous ont pas paru présenter de bien sérieux danger d'auto-inoculation.

Dans les différentes *folliculites* indépendantes de la trichophytie les pulvérisations appropriées à la susceptibilité des lésions et aux conditions spéciales de la région rendent souvent de signalés services.

Parmi les complications les plus importantes des affections eczémateuses, il faut sans doute mettre en première ligne les *névrodermites prurigineuses* qui, parfois *préexistantes,* d'autres fois *consécutives* à l'éruption, constituent un des facteurs essentiels de ces dermatoses. A notre point de vue thérapeutique spécial, nous devons reconnaître que la préexistence du prurit est une condition des plus fâcheuses relativement au résultat du traitement. Ce n'est pas que nous ne puissions citer un certain nombre de cas où des névrodermites circonscrites, exemptes ou non de complications eczémateuses, se soient très bien trouvées de l'emploi des bains et en particulier des douches tamisées, mais dans ces cas, l'action du traitement est très inconstante et parfois absolument nulle. Il n'en est pas de même des affections eczémateuses primitives, qui s'accompagnent d'un élément pruritique même parfois intense.

Indications suivant les conditions étiologiques.

Nous ne ferons que noter brièvement les conditions étiologiques qui répondent le mieux aux indications du traitement, car leur examen approfondi nous obligerait à sortir de notre sujet en abordant l'étude du traitement interne et des conditions climatériques de la station.

Il est bien évident que les *eczémas traumatiques* occasionnés par des agents mécaniques, physiques ou chimiques, sont ceux qui opposent le moins de résistance au traitement. Notons particulièrement son heureuse influence sur les affections provoquées par l'air marin ou par l'usage mal toléré des eaux chlorurées sodiques fortes.

Les *intoxications chroniques* par substances alimentaires ou médicamenteuses ne présentent rien de particulier.

Il en est autrement des auto-intoxications en rapport avec certaines dyscrasies constitutionnelles *par trouble de nutrition* ou *par défaut d'élimination* englobées, en attendant mieux, sous la dénomination commune d'*arthritisme*. Parmi celles-ci, la diathèse urique franche est celle qui convient le mieux au traitement. La *glycosurie* qui en dérive rentre également dans les indications de Saint-Christau.

La cure thermale convient moins bien aux *manifestations eczémateuses liées à des affections viscérales*, gastriques, hépathiques, pancréatiques ou entériques, à moins que celles-ci, comme on le voit si souvent, ne soient sous l'influence de quelque état névropathique.

Lorsque le *système nerveux est en cause*, et il est rare qu'il n'intervienne pas directement ou indirectement dans une plus ou moins large mesure dans la pathogénèse des eczémas, l'action spéciale des eaux, leur mode d'application, et l'influence remarquablement calmante du climat se combinent heureusement pour opposer aux troubles névropathiques qui entretiennent la dermatose, une médication des plus sédatives. Cette médication sédative s'adresse, bien entendu, aux nerveux dans le sens général et vulgaire du mot, aux neurasthéniques excitables, aux surmenés de toute espèce, à ceux qui ont perdu le sommeil et l'appétit par suite d'un éréthisme exagéré. Elle ne convient pas aux déprimés et à ceux dont les troubles de l'innervation sont liés par exemple, à des congestions passives en rapport avec la pléthore abdominale.

Indications suivant les localisations.

Les indications du traitement externe de Saint-Christau sont dans une large mesure en rapport avec les localisations régionales de la dermatose eczémateuse.

Face. — Lèvres. — Narines. — Paupières. — Oreilles : Les facilités que présente l'instrumentation spéciale de Saint-Christau pour obtenir des pulvérisations d'une extrême douceur et d'une température appropriée à telle ou telle susceptibilité, rendent le traitement particulièrement applicable aux affections de la *face*. Ces pulvérisations, qui d'ailleurs, n'excluent ni les bains locaux, ni les lotions ou les compresses, sont surtout utiles dans le traitement des *lésions orificielles*.

Les lésions des *lèvres* parfois compliquées de *folliculites* sont particulièrement justiciables des pulvérisations d'eau de Saint-Christau. — Les pulvérisations nasales et le bain nasal peuvent venir utilement en aide au traitement direct, quand la lésion est sous-narinaire et entretenue par une altération fonctionnelle de la muqueuse nasale.

L'éczéma (ou plutôt les séborrhéides) de la *partie rouge des lèvres* connu pour être une affection des plus tenaces nous a donné des guérisons remarquables par des pulvérisations appropriées.

Les *blépharites* eczémateuses sont l'objet d'un traitement particulier par l'œillère à pulvérisation dont le réglage permet de réduire la pulvérisation à son minimum de finesse tout en lui conservant la température voulue. Le Dr Tillot comparait l'eau, dans les cas de ce genre, à un collyre naturel.

Pour les oreilles existe aussi une instrumentation spéciale destinée à donner la pulvérisation aux deux oreilles à la fois. Mais la facilité que l'on a à appliquer sur la région rétro-auriculaire et sur la face externe du pavillon des compresses d'ouate hydrophile souvent renouvellées rend moins utile ce mode de traitement. Cette localisation est une de celles que l'on traite le plus souvent à Saint-Christau.

Cuir chevelu : L'eczéma séborrhéique du cuir chevelu trouve à Saint-Christau une médication appropriée dans les douches tièdes, sans force, et prolongées que l'on administre dans le bain. La douche tamisée peut aussi dans quelques cas être utilisée.

Tronc : Les affections eczémateuses du *tronc,* dont le bain constitue généralement le principal mode de traitement, peuvent aussi bénéficier largement des douches simples et tamisées.

Membres : Il en est de même des affections des *membres* qui trouvent souvent en outre dans les bains locaux et les compresses des médications adjuvantes très efficaces, particulièrement lorsqu'il s'agit d'une affection des plus fréquemment traitées à Saint-Christau, *l'eczéma variqueux simple* ou *compliqué* de lésions ulcéreuses. Dans certaines manifestations eczémateuses des mains, la douche tamisée fixe est spécialement affectée à ce traitement.

Périnée et *organes génitaux :* En dehors des bains généraux et locaux, une instrumentation spéciale, sous forme de *douche ascendante pulvérisée* ou *tamisée* est particulièrement appropriée aux affections qui siègent sur la région ano-périnéale et les organes génitaux externes. Cette douche pulvérisée fixe se combine le plus

souvent avec l'usage de la douche tamisée mobile, que l'on promène sur la région affectée pendant que le malade est soumis à l'action de la douche ascendante. C'est surtout pour les eczémas de cette région que le pronostic du traitement est subordonné à la question de priorité de l'élément éruptif par rapport à l'élément pruritique.

Pour résumer cet exposé un peu long, et pourtant très incomplet, nous dirons que les eaux de Saint-Christau, caractérisées chimiquement par leur minéralisation cuivreuse, constituent une médication à part, bien distincte, par rapport aux autres cures thermales usitées dans le traitement externe des affections eczémateuses. — Cette médication, encore très hypothétique dans son interprétation, mais très effective dans ses résultats cliniques. peut s'appliquer d'une façon banale à l'ensemble des affections comprises sous la dénomination d'eczéma, mais, comporte des indications bien spéciales :

Au point de vue de la forme objective, ce sont surtout l'eczéma séborrhéique entendu dans son acception la plus large, les séborrhéides grasses, et les complications des eczémas.

Au point de vue des circonstances étiologiques, la diathèse urique franche et l'éréthisme nerveux.

Au point de vue des conditions régionales, les localisations labiales, narinaires, blépharíques et auriculaires, les eczémas variqueux des jambes, les eczémas de la région ano-périnéale.

La seule contre-indication absolue, en dehors des maladies indépendantes de la dermatose, est constituée par *l'état d'acuité de* l'affection. La *sub-acuité* n'en est pas une.

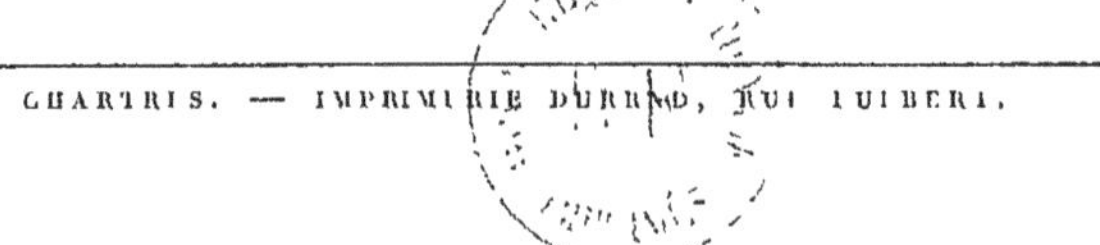

CHARTRES. — IMPRIMERIE DURAND, RUE FULBERT.

CHARTRES. — IMPRIMERIE DURAND, RUE FULBERT.

www.ingramcontent.com/pod-product-compliance
Ingram Content Group UK Ltd.
Pitfield, Milton Keynes, MK11 3LW, UK
UKHW020452220726
13923UKWH00006B/2503